Docteur René LE FUR

ANCIEN INTERNE DES HOPITAUX DE PARIS
EX-CHIRURGIEN DE L'HOPITAL PÉAN

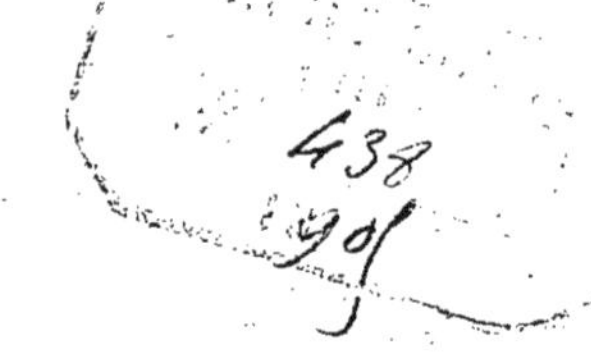

DES PROSTATITES CHRONIQUES

SIMULANT

L'HYPERTROPHIE DE LA PROSTATE

Avec quelques considérations sur l'anatomie pathologique, le diagnostic et le traitement des prostatiques chroniques

Communication faite à la septième session de l'Association française d'Urologie, Paris.

BOURGES
IMPRIMERIE TARDY - PIGELET
15, RUE JOYEUSE, 15

1905

DES

PROSTATITES CHRONIQUES

SIMULANT L'HYPERTROPHIE DE LA PROSTATE

Avec quelques considérations sur l'anatomie pathologique, le diagnostic et le traitement des prostatites chroniques

PAR

Le Docteur René LE FUR

Ancien interne des Hôpitaux de Paris,

Ex-Chirurgien de l'hôpital Péan

L'attention est maintenant attirée du côté de la fréquence et de l'importance des prostatites chroniques. L'année dernière, à l'Association française d'Urologie[1], en communiquant une statistique de 46 cas de prostatite chronique, nous avons insisté sur ces deux notions pratiques qui se dégageaient de l'ensemble de nos observations :

1° C'est la prostatite chronique qui explique et entretient indéfiniment le plus grand nombre de ces uréthrites rebelles, gouttes militaires, etc. ; pour les faire disparaître, il faut soigner et guérir la prostatite.

2° La prostatite chronique de l'adulte, qu'elle soit primitive ou post-blennorrhagique, négligée et méconnue pendant de longues années, finit par conduire à l'affection désignée cliniquement sous le nom d'hypertrophie de la

1. R. LE FUR. — *Des prostatites chroniques et de leur traitement.* Comptes rendus de l'Association française d'Urologie de 1902, p. 487.

prostate, qui devrait bien plutôt être dénommée prostatite sénile, et qui n'est autre que la prostatite chronique prolongée de l'adulte.

En somme, l'hypertrophie de la prostate n'est que l'aboutissant de la prostatite chronique évoluant vers le maximum de ses lésions, lésions d'abord intra-glandulaires, puis péri-glandulaires et interstitielles ; il n'est besoin d'aucun élément étranger à l'évolution des lésions glandulaires pour donner une explication pathogénique satisfaisante de l'hypertrophie de la prostate : l'âge n'intervient ici que comme cause adjuvante, permettant aux altérations de la glande de se produire, de se développer, de s'établir d'une façon définitive et souvent incurable. La longue période de latence qui précède l'apparition du prostatisme est assez variable : relativement courte chez ceux que l'on a appelés les *prostatiques jeunes* (certaines de nos observations mentionnent des malades âgés seulement de 35 à 45 ans), elle dure ordinairement beaucoup plus longtemps : on voit alors les symptômes apparaître de 60 à 70 ans. Il faut savoir que pendant toute cette période latente, *on peut empêcher les lésions d'évoluer ;* et alors même que les troubles urinaires auraient fait leur apparition depuis quelque temps déjà, on peut encore, par un traitement bien conduit, obtenir sinon la guérison complète de la maladie, au moins voir tous les symptômes disparaître et tout danger s'éloigner pour longtemps.

Nous dirions volontiers que le vrai traitement de l'hypertrophie de la prostate, c'est le traitement préventif de cette affection, c'est le traitement des lésions glandulaires qui l'engendrent, c'est-à-dire le traitement de la prostatite chronique.

Nous avions été conduit à ces conclusions intéressantes au point de vue pathogénique et thérapeutique, par la simple étude clinique de nos observations. Mais l'on pouvait nous objecter que nous manquions de preuves anatomiques. En effet, il faudrait, pour pouvoir affirmer la transformation d'une prostatite chronique en hypertrophie de la prostate, établir la filiation histologique des lésions.

Or, dans les rares autopsies anciennes pratiquées pour prostatite chronique, l'examen histologique n'a pas été fait.

Le hasard nous a permis de pratiquer un examen macroscopique et microscopique très complet dans deux cas de prostatite chronique s'accompagnant de symptômes très nets de prostatisme, chez des malades de 36 et 42 ans.

Voici une observation très résumée :

Observation I.

Prostatite chronique s'accompagnant de manifestations de prostatisme et de tous les symptômes de l'hypertrophie de la prostate chez un homme de 42 ans. Mort accidentelle. Examen microscopique de la prostate.

H..., 42 ans. Plusieurs blennorrhagies antérieures, la première à l'âge de 19 ans, la dernière à l'âge de 30 ans. Guérison complète, prétend le malade. De temps en temps seulement, sensation de pesanteur au périnée et à l'anus. Pas de douleur à la miction. Pas de fréquence de miction le jour, mais la nuit, le malade se lève 2 ou 3 fois pour uriner depuis 3 ou 4 ans. Retard et difficulté de la miction le matin au réveil. Le malade est obligé de s'y reprendre à deux ou trois fois pour vider sa vessie. Les urines sont claires, mais renferment quelques filaments dans le premier verre. La prostate est grosse, lisse et vasculaire : pouls prostatique ; en comprimant la couche superficielle qui semble se vider comme une éponge, on sent, dans l'épaisseur de la prostate, quelques noyaux plus indurés ; l'expression de la glande fait sourdre au méat d'assez nombreuses gouttes d'un liquide blanchâtre, qu'on recueille pour l'examen histologique ; le massage doit être pratiqué avec douceur, car la prostate est très sensible. En recueillant la dernière portion des urines émises après massage dans une bouteille stérilisée, on voit que celles-ci, contrairement à celles du 2e verre, sont troubles, lactescentes, et contiennent d'assez nombreux filaments. L'urèthre, induré par plaques et rétréci, laisse passer une boule exploratrice n° 16, qui est arrêtée par une bosselure au niveau de l'urèthre prostatique très sensible d'ailleurs. Résidu vésical : 120 grammes.

Examen histologique et bactériologique.

Urines du premier verre. Les filaments contiennent d'assez nombreux leucocytes polynucléaires, et des cellules épithéliales pavimenteuses, mais pas de microbes.

Lames de sécrétions prostatiques. Très nombreuses cellules épithéliales, les unes plates, les autres polygonales ou cubiques ; certaines sont ovoïdes ou fusiformes et se réunissent au nombre de 10 à 15 éléments pour former de véritables lames épithéliales. D'autres sont globuleuses ou tuméfiées à gros noyau colorable. Assez nombreux leucocytes polynucléaires. Aucun microbe.

Urines après massage de la prostate. Le culot obtenu par centrifugation montre les mêmes variétés de cellules que dans les lames de sécrétions prostatiques ; les leucocytes polynucléaires sont plus nombreux. Très nombreuses granulations amorphes colorables par le triacide. Quelques corpuscules amyloïdes d'origine prostatique. Aucun microbe.

Les dilatations et tous les passages d'instruments ou de sonde au niveau de l'urèthre postérieur étant mal supportés ainsi que les lavages des deux urèthres et les instillations, et provoquant des crises vésico-uréthrales et des poussées congestives du côté de la prostate, je me décide à pratiquer seulement la dilatation de l'urèthre antérieur, avec le dilatateur laveur de Kollmann. Je le pousse jusqu'au n° 60. Le malade la supporte bien. Mais le résidu vésical reste stationnaire. Je laisse alors pendant cinq jours une sonde à demeure qui provoque un écoulement abondant d'origine prostatique. En même temps, la prostate diminue de volume et le résidu vésical tombe bientôt à 10 grammes.

Le malade ayant attrapé la grippe, le traitement est interrompu. Quatre jours après, mort subite par embolie (le malade était un cardiaque). A l'autopsie, j'enlève la prostate.

Examen macroscopique. La glande est grosse et comme spongieuse ; les vaisseaux périprostatiques semblent très développés.

L'ouverture de l'urèthre postérieur montre qu'un certain nombre des orifices excréteurs des glandes sont dilatés ; d'autres semblent, au contraire, obturés ou atrophiés. La pression de la glande fait écouler un liquide crémeux et blanchâtre par les orifices excréteurs. La coupe de la glande montre des utricules prostatiques distendus ; quelques-uns même semblent kystiques et contiennent comme des concrétions glandulaires (sympexions de Robin).

Examen microscopique. Un très grand nombre de glandes présentent des traces très nettes d'inflammation chronique avec réaction du tissu conjonctif périglandulaire. Quelques glandes, au contraire, semblent presque saines et sont tapissées d'épithélium cylindrique. Au niveau des culs-de-sac et des tubes glandulaires malades, on constate une *prolifération épithéliale très abondante*, entraînant parfois une desquamation telle que le tube est bouché par endroits et qu'il existe audessous une véritable dilatation kystique. Certains acini montrent une transformation très nette du type cellulaire normal qui de cylindrique devient cubique, ovoïde, piriforme, fusiforme, ou qui souvent s'aplatit et devient parfois même nettement pavimenteux. Certaines cellules sont devenues globuleuses, granuleuses; le protoplasma et le noyau se colorent mal; d'autres ont subi une dégénérescence complète. Au milieu des cellules dont quelques-unes se groupent en lames de 10 à 12 éléments, on retrouve un grand nombre de leucocytes polynucléaires ; les uns et les autres forment de véritables bouchons purulents et épithéliaux qui obturent ordinairement la partie sous-sphinctérienne ou sous-musculaire du tube glandulaire. Certains acini glandulaires semblent très hypertrophiés et augmentés de volume : il semble même qu'il y ait prolifération et néoformation des culs-de-sac.

Le *tissu conjonctif* est assez abondant par endroits ; mais c'est ordinairement un tissu conjonctif jeune, dissocié par une abondante infiltration embryonnaire. Celle-ci entoure surtout les culs-de-sac glandulaires, formant même parfois à ce niveau de véritables abcès microscopiques. Parfois cependant, bien que rarement, le tissu conjonctif revêt l'aspect adulte et semble enserrer un ou plusieurs tubes glandulaires, les entourant d'une véritable couche de sclérose périglandulaire. Enfin, nous avons noté autour de l'orifice excréteur de certaines glandes un épaississement du tissu conjonctif formant anneau pour ainsi dire autour de cet orifice excréteur, et le comprimant.

L'élément musculaire paraît très dissocié et atrophié.

L'élément vasculaire est, au contraire, très développé ; les vaisseaux sont souvent entourés d'un véritable manchon de cellules lymphatiques.

Enfin sur cette pièce, nous avons pu constater, par une série de coupes, l'existence des glandes sous-uréthrales au niveau du veru montanum, et sous-cervicales au niveau du col vésical, formant deux groupes à part et tous deux d'ailleurs nettement atteints par l'inflammation ; c'étaient sans doute ces foyers glandulaires qui s'étaient manifestés par des saillies et bosselures au niveau de l'urèthre prostatique pendant l'exploration uréthrale.

Observation II

Prostatite chronique chez un homme de 36 ans, s'accompagnant de rétention chronique incomplète, d'infection vésicale et rénale. — Prostatectomie périnéale. — Examen microscopique de la prostate.

C..., 36 ans. Première blennorrhagie depuis 12 ans. Double orchite. Depuis 4 ans, difficultés de plus en plus grandes à uriner : le malade éprouve des symptômes accusés de prostatisme.

Très petit jet filiforme. Urines troubles. On fait subir au malade une uréthrotomie interne qui ne modifie nullement le volume de son jet d'urine. Toujours 150 à 200 gr. de résidu vésical. Prostate à 2 lobes nettement séparés, à surface lisse. Urines très troubles. La dilatation poussée jusqu'au 54 Béniqué ne change pas la force du jet qui reste toujours filiforme. Seul le coït améliore le jet, en décongestionnant probablement la glande.

Prostatectomie totale par la voie périnéale avec ablation des vésicules séminales. — Après avoir créé la boutonnière uréthrale pour procéder à l'ablation de la prostate, le doigt voulant pénétrer dans l'urèthre postérieur ne peut passer ; on le sent enserré de toutes parts, l'urèthre postérieur est entouré d'une gangue fibreuse excessivement dure qui joue le rôle d'un véritable collier rigide. Cette dureté ligneuse de la glande est encore démontrée par l'extirpation de la prostate dont le tissu très dur et scléreux crie sous les ciseaux et saigne très peu. L'abaissement de la prostate et du col vésical permet alors de vider le bas-fond contenant une grande quantité de liquide nettement purulent. Le poids de la prostate enlevée s'élève seulement à 15 grammes, et cependant l'ablation de cette petite quantité de tissu prostatique permet à la vessie de très bien se vider.

Examen microscopique de la prostate et des vésicules séminales enlevées (pratiqué par le Dr Besson, chef de laboratoire à l'hôpital Péan).

Les *tubes glandulaires* sont les uns dilatés, bourrés de cellules desquamées, figurant des cavités kystiques parfois vides, parfois remplies de détritus cellulaires et de granulations amorphes. Les autres, et c'est le plus grand nombre, sont très réduits, comprimés, affaissés par l'exubérance du tissu conjonctif voisin qui les enserre. Certains endroits de la préparation en sont même totalement dépourvus. Enfin, quelques-uns de ces tubes ont l'aspect normal, et sont tapissés par une couche de cellules cylindriques. Quant au *tissu fibro-musculaire*, formant la trame même de la prostate, il est énormément hypertrophié, formant des nappes scléreuses englobant et étouffant l'élément glandulaire ; par places, quelques traînées de cellules lymphatiques indiquent un certain degré d'infection et d'infiltration leucocytaire. Les *vaisseaux* sont excessivement rares et ne semblent pas participer au processus hypertrophique.

Les *vésicules séminales et canaux déférents* paraissent à peu près sains.

Voilà donc 2 types anatomiques très tranchés de prostatites chroniques : *prostatite glandulaire et parenchymateuse* dans le premier cas ; *prostatite conjonctive et interstitielle* dans le deuxième cas. Les résultats de ces deux examens microscopiques si caractéristiques confirment les idées que nous exposions dans la thèse de Lecomte[1] à savoir que dans la prostatite chronique, il y a deux éléments à

1. Lecomte. — Étude des prostatites chroniques (prostatite latente, Thèse Paris, 1902, p. 19).

considérer : la cavité glandulaire tapissée de son épithélium, le tissu conjonctif intermédiaire formant la trame même de la glande. Chacun de ces deux éléments de la prostate peut être d'ailleurs atteint d'une façon variable suivant la porte d'entrée qui a servi à l'infection, et nous croyons pouvoir établir, en général, les règles suivantes : quand la prostatite a succédé à une infection uréthrale, c'est évidemment la cavité glandulaire et son revêtement épithélial qui subissent les premières atteintes de l'infection et présentent les plus grandes lésions : les altérations de la trame conjonctive de la prostate sont alors secondaires ; si l'infection est venue du rectum par l'intermédiaire des vaisseaux lymphatiques recto-prostatiques, c'est le tissu conjonctif périprostatique et interglandulaire qui sera le plus atteint ; les altérations glandulaires et épithéliales seront secondaires. Enfin, quand la prostatite aura succédé à une infection générale, c'est-à-dire procédant par la voie sanguine, c'est l'élément vasculaire qui sera surtout atteint, et les lésions seront également réparties au niveau de l'épithélium secréteur et du tissu conjonctif interglandulaire. Mais il faut bien savoir qu'au bout d'un certain temps, ces deux sortes de lésions, épithéliales et conjonctives, s'entremêlent au point qu'il est parfois assez difficile d'établir le point de départ des lésions ; aussi ne peut-on admettre la division absolument tranchée qu'ont établie Hoffmann et Keersmacher entre ces deux variétés de prostatite : parenchymateuse ou glandulaire, conjonctive ou interstitielle. Dans la grande majorité des cas, la prostatite est *mixte, glandulaire et interstitielle* ; nous croyons cependant qu'un examen microscopique consciencieux et suffisamment étendu à toute la glande montrera presque toujours sur quel élément porte le maximum des lésions et indiquera de la sorte la variété originelle de la prostatite.

Ces considérations anatomo-pathologiques permettent de tirer quelques déductions concernant le diagnostic et le traitement des prostatites chroniques. C'est d'abord *la nécessité d'une exploration minutieuse de la prostate* s'imposant dans tous les cas où le prostatisme commence à s'établir, chez un malade ayant un passé génital, même si ce dernier semble être complètement éteint : il faut savoir dépister à temps le plus léger degré de rétention chronique incomplète pour la faire disparaître le plus rapidement possible. *Les altérations histologiques de la prostate* seront indiquées par l'étude minutieuse des sécrétions prostatiques et des urines recueillies après massage de la prostate ; non seulement cet examen montrera si ces sécrétions sont infectées ou aseptiques ; mais encore, il permettra d'étudier les *éléments histologiques* (leucocytes et cellules épithéliales) et les *éléments chimiques* de ces sécrétions (granulations amorphes, granulations graisseuses, corpuscules amyloïdes, peptones, poisons microbiens et cellulaires). Nous poursuivons, en ce moment, l'étude de tous ces éléments, qui a été beaucoup trop négligée jusqu'à présent, et qui, à notre avis, pourrait souvent donner des renseignements très intéressants sur le diagnostic et le pronostic des prostatites chroniques ; telle la présence de *gros leucocytes mononucléaires* et surtout de la *graisse* dont l'abondance est un excellent signe de guérison ; tels encore le nombre et la forme des *cellules épithéliales* (les cellules plates et pavimenteuses indiquant la transformation des cellules des acini prostatiques, les cellules globuleuses granuleuses et troubles indiquant leur dégénérescence). Mais ce sont surtout *les poisons microbiens et cellulaires* fabriqués au niveau de la prostate qu'il importerait de reconnaître et d'isoler ; la prostate doit jouer, en effet, souvent vis-à-vis du système génito-urinaire, le rôle d'un laboratoire microbien de formation et de destruction de microbes et de toxines dont l'élimination facile doit favoriser la guérison, mais dont la rétention et la résorption, grâce au pouvoir très absorbant de cette glande, expliquent peut-être une bonne part des phénomènes infectieux et toxiques que l'on a pris l'habitude de rapporter au rein.

Nous ne pouvons admettre, en effet, que dans ces glandes si distendues et si dilatées que l'on rencontre parfois chez le vieillard dont la prostate est infectée, la trame musculaire et conjonctive de la prostate favorisant, par sa paralysie, la rétention et la stagnation glandulaires, il ne se passe pas des phénomènes de résorption toxique et putride d'une intensité considérable qu'il importe de faire cesser au plus tôt.

Tirant aussi de toutes les considérations précédentes des *conclusions intéressantes au point de vue thérapeutique*, nous indiquerons rapidement, en terminant, l'histoire de trois malades qui ont retiré un réel bénéfice du traitement rationnel de ces prostatites chroniques rappelant le tableau clinique de l'hypertrophie de la prostate, traitement que nous avons exposé l'année dernière à l'Association d'urologie.

Observation III.

P..., 48 ans. Jamais de blennorrhagie. Masturbation répétée pendant l'enfance et la jeunesse. A plusieurs reprises, il y a eu des évacuations de pus durant 2 ou 3 jours. Depuis 3 ans, plusieurs crises successives de rétention qui vont presque jusqu'à la rétention complète, et survenant soit à la suite de poussées de constipation (entéro-colite muco-membraneuse), soit à la suite de refroidissements, ou de voyages en chemin de fer.

Prostate grosse, dure et irrégulière, 2 gros lobes. Rétention chronique incomplète variant de 100 à 300 gr. Examen microscopique des sécrétions prostatiques : pus, pas de microbes, nombreux spermatozoïdes déformés. Traitement : Massage et électrisation de la prostate. Dilatation et lavage de l'urèthre postérieur avec le dilatateur laveur de Kollmann jusqu'au numéro 70 Béniqué. Guérison depuis 2 ans.

Observation IV.

V..., 58 ans, 2 blennorrhagies anciennes soignées par le traitement interne. Depuis 10 ans, symptômes de prostatisme (fréquence nocturne, difficulté et retard de la miction au réveil).

Depuis 4 ans, poussées congestives du côté de la prostate correspondant à des poussées de rectite (Rétr. du rectum?). Les urines alors deviennent troubles (coli-bacille), les douleurs apparaissent, le résidu vésical augmente notablement de 100 à 200 ou 250 gr.). Le malade a été déjà soigné par plusieurs spécialistes pour hypertrophie de la prostate.

Traitement : Massages de la prostate et instillations de protargol dans l'urèthre postérieur. Méatotomie et hautes dilatations d'urèthre antérieur et postérieur. Lavages d'urèthre post. avec le laveur dilatateur de Kollmann. Traitement minutieux de l'intestin. Le malade va beaucoup mieux (le résidu n'est plus que de 30 à 50 gr.) très rarement, on constate encore une poussée légère toujours liée à l'état défectueux de l'intestin. L'état se maintient ainsi depuis 3 ans et demi.

Observation V.

N..., 53 ans. Blennorrhagies anciennes et uréthrites postérieures mal soignées. Depuis 6 ans, pesanteurs au périnée, fréquence nocturne, retard dans la miction. Prostate grosse, molle et vasculaire. Le toucher est douloureux ; le massage provoque des poussées congestives. Urèthre légèrement rétréci : plaques indurées. L'urèthre postérieur supporte très mal tous les passages d'instruments et les lavages ou instillations qui provoquent des poussées douloureuses avec urines troubles. Résidu vésical, de 60 à 100 gr. Dilatation de l'urèthre antérieur ne diminue pas notablement le résidu. Sonde à demeure pendant 8 jours. Evacuation de pus abondante ; la prostate a dû déboucher et évacuer quelques glandes. Massage de la prostate. Bains de siège, lavements, suppositoires.

Actuellement, la vessie se vide complètement. Guérison depuis un an et demi.

On voit, par les observations qui précèdent, que certains malades atteints de prostatite chronique, soit primitive, soit post-blennorrhagique, peuvent simuler absolument le tableau clinique de l'hypertrophie de la prostate, ou plutôt, pour parler plus exactement, ce sont là des cas qui établissent la transition, une chaîne ininterrompue entre la prostatite chronique latente et la prostatite chronique avec phénomènes de prostatisme, autrement dit l'hypertrophie de la prostate, qu'il vaudrait infiniment mieux appeler prostatite sénile. Dans ce dernier cas, l'évolution glandulaire a accompli tout son cycle et traversé toutes ses phases dont les dernières sont devenues manifestement pathologiques.

Le temps n'est pas très éloigné où l'entité pathologique désignée sous le nom d'hypertrophie de la prostate, qui n'est qu'un syndrome auquel il serait préférable de réserver le nom de prostatomégalie, sera démembrée en divers groupes pathologiques : prostatite chronique, cancer et tuberculose de la prostate, dont la nature histologique est fort différente, mais qui tous peuvent aboutir au même tableau clinique. Ce qu'il importe de savoir, c'est que l'on englobe, à l'heure actuelle, un grand nombre de prostatites chroniques prolongées dans le terme vague et bâtard d'hypertrophie de la prostate ; c'est surtout, au point de vue pratique, que la prostatite sénile, tout comme la prostatite chronique de l'adulte, est une affection curable au début, avant que les déformations définitives ne se soient produites, et que les accidents peuvent être éloignés pendant une longue période de temps.

BOURGES. — TYP. TARDY-PIGELET.

www.ingramcontent.com/pod-product-compliance
Ingram Content Group UK Ltd.
Pitfield, Milton Keynes, MK11 3LW, UK
UKHW020553230726
13925UKWH00006B/2574

9 782013 465021